DIETA PARA BAJAR 10 KILOS

MEJOR DIETA PARA BAJAR DE PESO DE FORMA SEGURA

CONTENIDO

INTRODUCCIÓN

Lo mas importante que debes saber si quieres bajar 10 Kg de peso es que hay que dar el primer paso y ese paso es tomar la decision de queder adelgazar, es decir: es desicion tuya lograrlo ya que debes cambiar alggunos malos habitos tanto fisicos como nutricionales, y en esta guia podras encontrar como llegar a ese peso ideal solo si sigues el paso a paso y eres constante.

CONTENIDO

Primero que todo, debes tener paciencia ya que no hay prisa para adelgazar, ya que esta guia esta basada en mejorar la salud y no en hacer daños en tu cuerpo, todo lo contrario, si mejoramos la salud fisicamente te veras mucho mejor. Porque no sirve de nada verse bien si pones tu salud al limite, si no puedes salir ni a la calle porque tu cuerpo, fuerzas y salud no te lo permite.

Un ritmo ideal para perder peso es 0,5Kg semanal, lo que significa que al rededor de un mes perderias 2 Kg y al cabo de 5 meses habras perdido 10 Kg.

Por tal motivo no te recomiendo seguir una dieta si no estas dispuesto/a a cambiar tus habitos, de esa forma no solo llegaras al peso soñado sino que podras mantenerlo.

Imaginate si te dijera que te dare una dieta para perder 10 Kg en un solo mes... primero no seria algo realista y si lo fuera seria una dieta muy extrema que afectaria tu salud fisica y mental. Ya que no le estarias dando al cuerpo los nutrientes y vitaminas que necesita para su normal funcionamiento. Y ademas los resultados serian contraproducentes a futuro

Ahora gravate eso en tu memoria.

¨A partir de hoy, cambiare mi forma de alimentarme, comere de una forma mas saludable"

Esta forma de pensar unida a el compromiso que tienes

y que me has demostrado al leer cada pagina de este libro te ayudara a integrar a tu vida una alimentacion saludable y ejercicios para mejorar tu estilo de vida. Por que si no te lo tomas como algo pasajero o temporal no te tendras que preocupar por hacerlo, ya que lo habras incorporado a tu vida como un habito sin darte cuenta de ello y no tendras que ponerte en dificiles situaciones como sentirte culpable por no haber hecho lo que debias de hacer.

En este libro te enseñare lo que debes hacer para bajar de peso asi que espero pongas en practica lo que aca enseño para que tengas magnificos resultados

Lo que explico no se trata de seguir complicadas dietas en la que limitan grupos de alimentos, mas bien se trata de comer todas las clases de alimentos para asi obtener los nutrientes que necesitamos. Y ya te imaginaras por donde vamos, lo que quiero es que tomes menos calorias de las que gastamos a costa de azucares y grasas especialmente las que no son saludables para nuestro cuerpo. Esta dieta es conocida como **Dieta hipocalorica**.

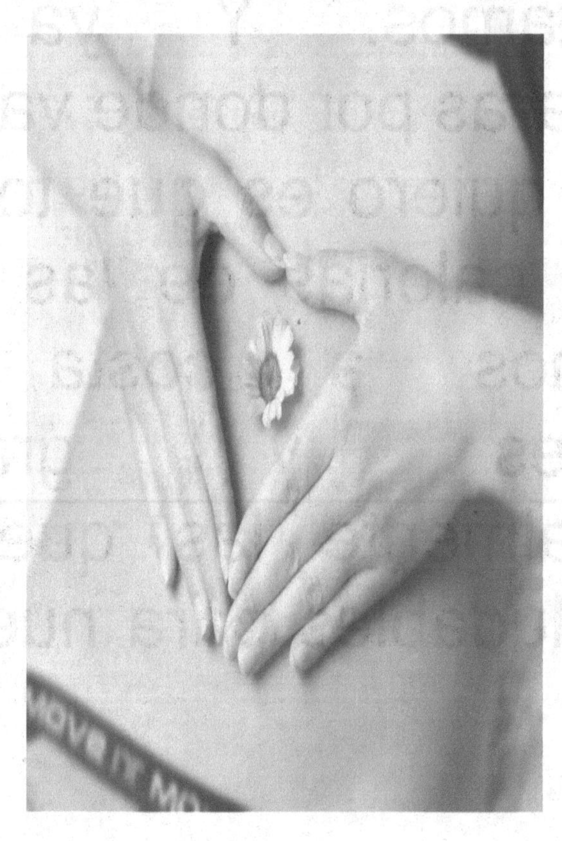

A este punto quiero que conozcas mi experiencia ya que me obsecione por bajar de peso de forma acelerada y solo comia una vez por dia y no comia precisamente de forma saludable, en menos 2 meses baje 5 Kg de peso, pero mi salud se deterioro, cada vez me sentia mas cansado, debil, no era igual de productivo en el trabajo, mis relaciones personales poco a poco se fueron alejando y en las noches no podia dormir, entre mas poco comia menos hambre me daba y esto pasaba por la misma debilidad. Luego empece a empeorar y mi cuerpo no toleraba lo que comia y debia devolverlo por la boca. Luego fui a un nutricionista porque vi que ya estaba en serios problemas de salud y poco a poco fui mejorando mis habitos nutricionales.

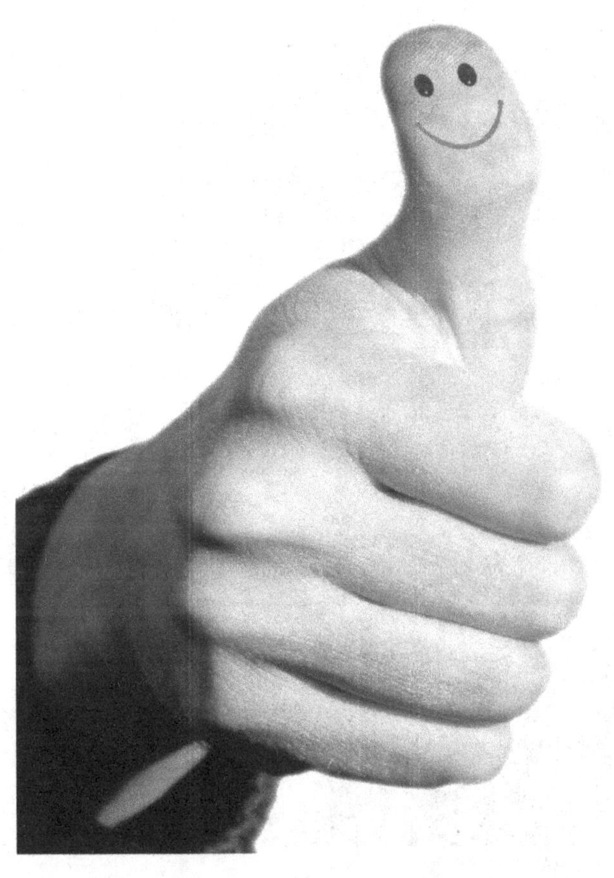

Pero ahora sin mas rodeos
te contare todas las claves
para adelgazar 10 Kg

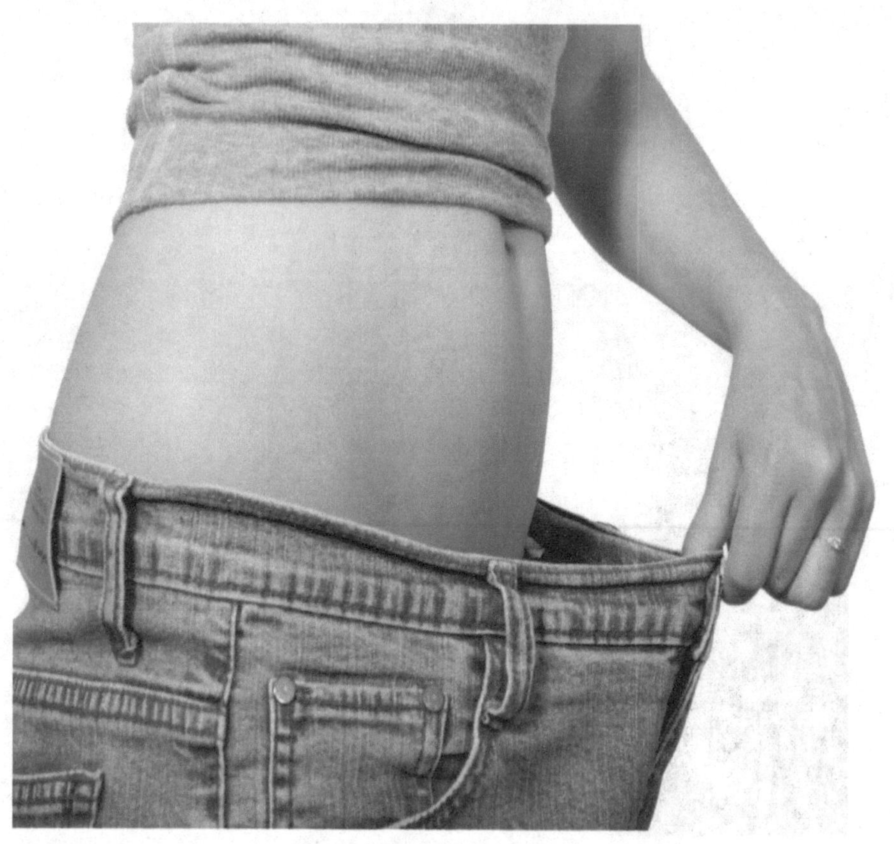

¿Que debe integrar en una dieta para adelgazar 10 kg en 5 meses?

1. LÁCTEOS

Especialmente desnatados es decir: yogur, leche y queso fresco 0%. Si tomas bebidas vegetales, debes elegir con alto nivel de calcio.

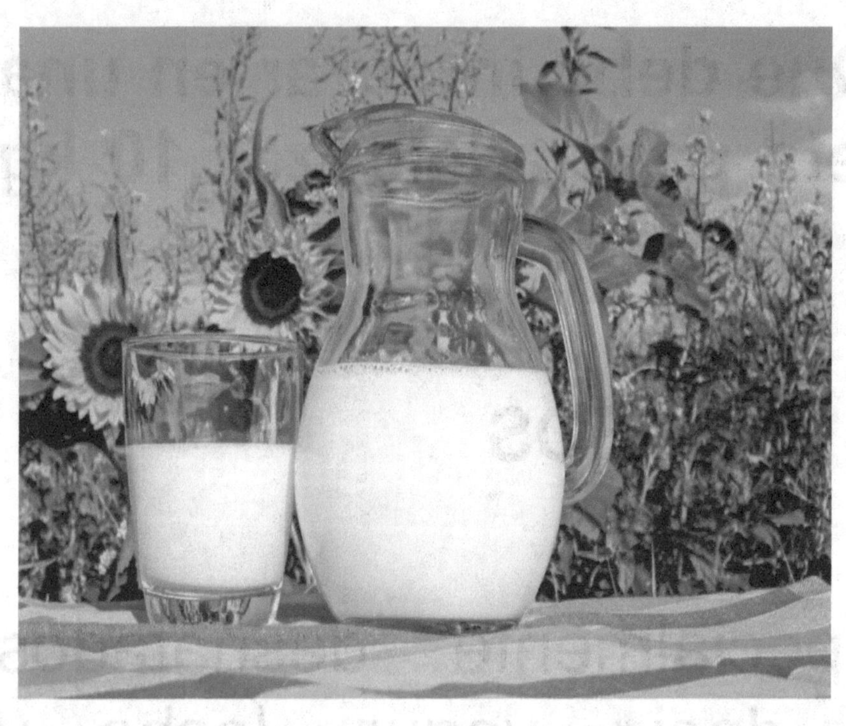

2. **VERDURAS**

Las verduras, las hortalizas y
setas son reconocidas

especialmente para bajar de peso de forma rapida, por lo tanto debes incluirlas en las comidas tanto en el almuerzo como en la cena. Ejemplo (por medio de ensaladas o acompañantes como tomate, lechuga, zanahoria, brocoli, calabacin, coles, pepino, cebolla, aguacate.... entre otros)

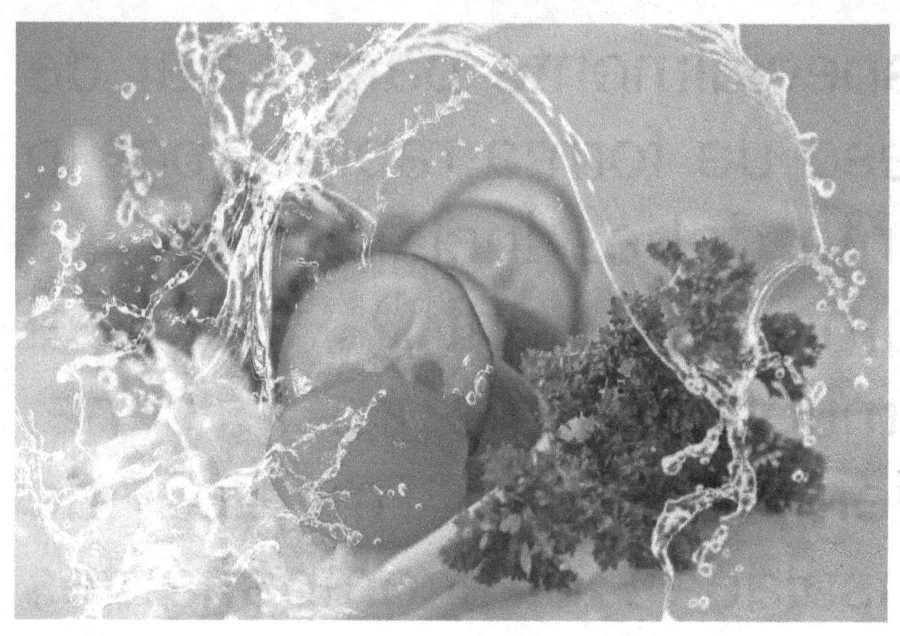

3. **FRUTAS:**

Las frutas son fuentes potenciales de vitaminas por lo tanto es recomendable el consumo por lo menos de 2 a 3 porciones por dia, puedes comerlas como media mañana o refrigerio

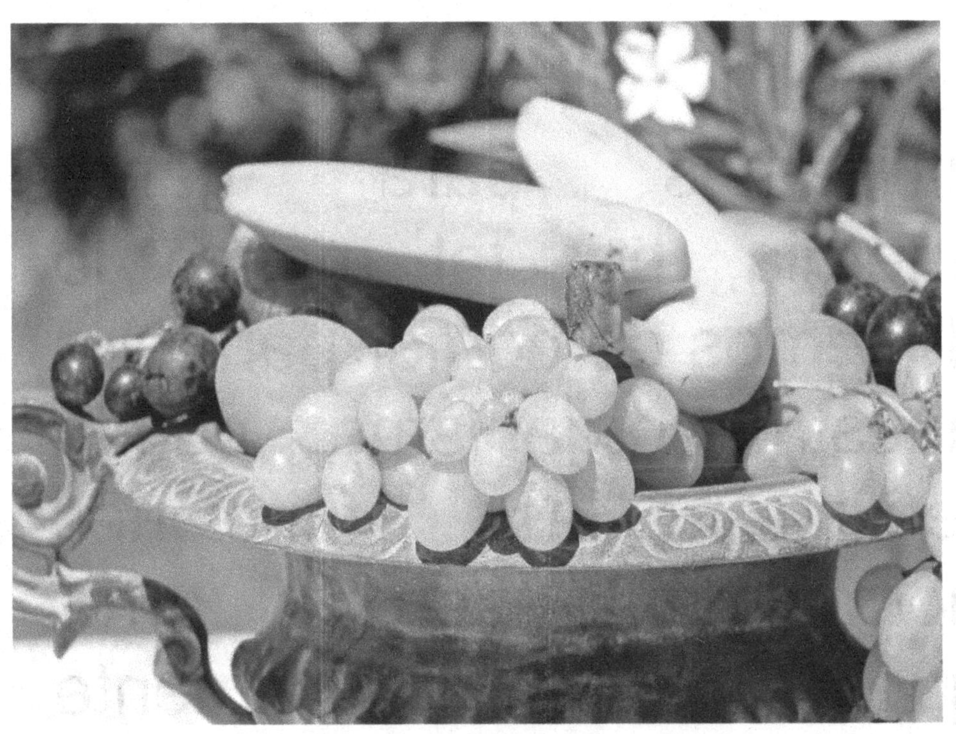

4. **CEREALES, TUBÉRCULOS** y **LEGUMBRES** :

Estos alimentos los utilizamos para ganar energia, por tal motivo lo debemos de comer para que nuestro organismo pueda realizar las funciones normalmente pero el error que normalmente cometemos es que nos excedemos con la cantidad que consumimos y lo que nos interesa es que el cuerpo aproveche las reservas energeticas (grasas y azucares acumulados) y así adelgazar y bajar de peso sin ningun riesgo par tu salud, por ende debemos bajar la cantidad de esos alimentos, pero esto no quiere decir que los vayamos a dejar de comer.

La cantidad recomendada en el almuerzo y en la cena la medida de un puño ya sea de: Arroz, pasta, pan…

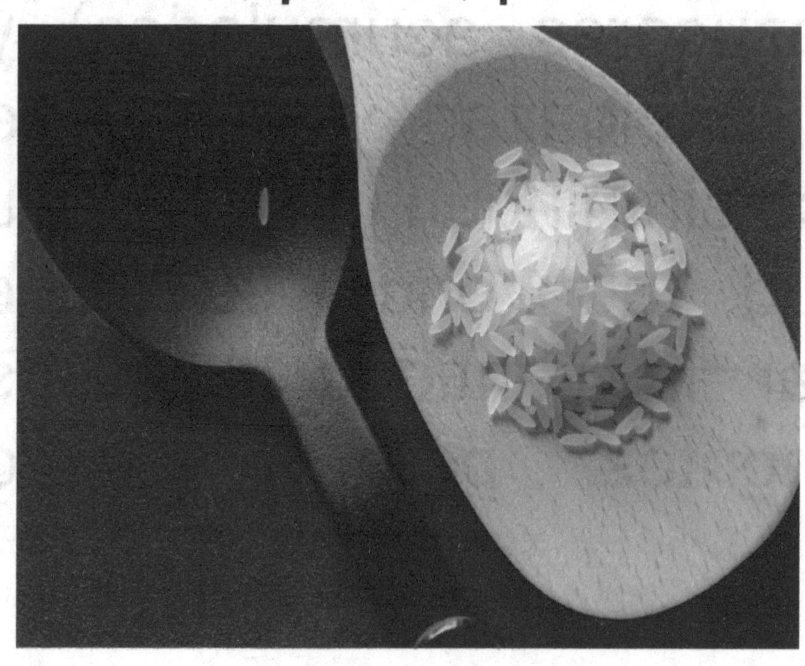

Preferentemente integral y legumbres como las lentejas, los garbanzos o alubias) y patata.

5. **PROTEICOS**

✓ Come de 3-4 huevos por semana.
✓ Carnes:
La carne roja hace que el organizmo gaste mas energia en digerirlo y por

ende no es tan saludable si se come en exceso. Normalmente recomiendo carnes blancas como el pollo, el conejo o el pavo y máximo dos veces por semana carne roja como carne de ternera Los embutidos que recomiendo son pechuga de pavo, pollo o jamón cocido.

✓ Pescados

Te recomiendo aumentar el consumo por lo menos tres

veces por semana pescado blanco: merluza, lenguado, bacalao.. y 1 o 2 veces pescado azul salmón, boquerones, caballa… también puedes incorporar mariscos en tus recetas como pescado blanco. Almejas, berberechos, calamar…

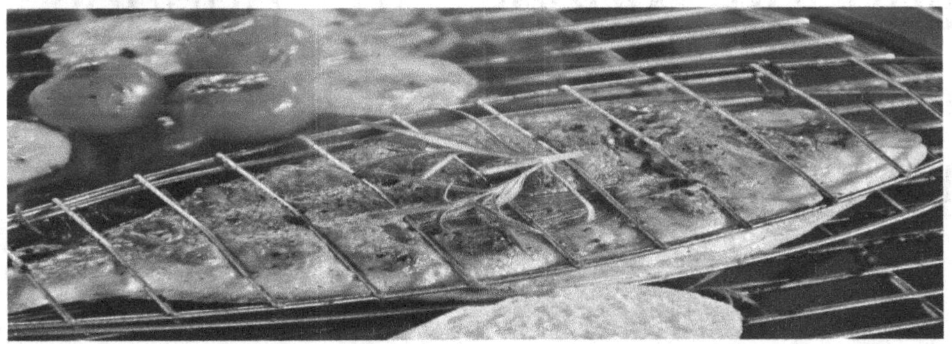

6. **ACEITES Y GRASAS**

El aceite de oliva es el mejor aceite ya que no es tan procesado como los demas por eso recomiendo su uso aunque de forma moderada, maximo 2 o 3 cucharadas soperas al día. Tambien algunas veces le puedes agregar una cucharada de aguacate o frutos secos tostados o crudos para darle mejor sabor a tus alimentos.

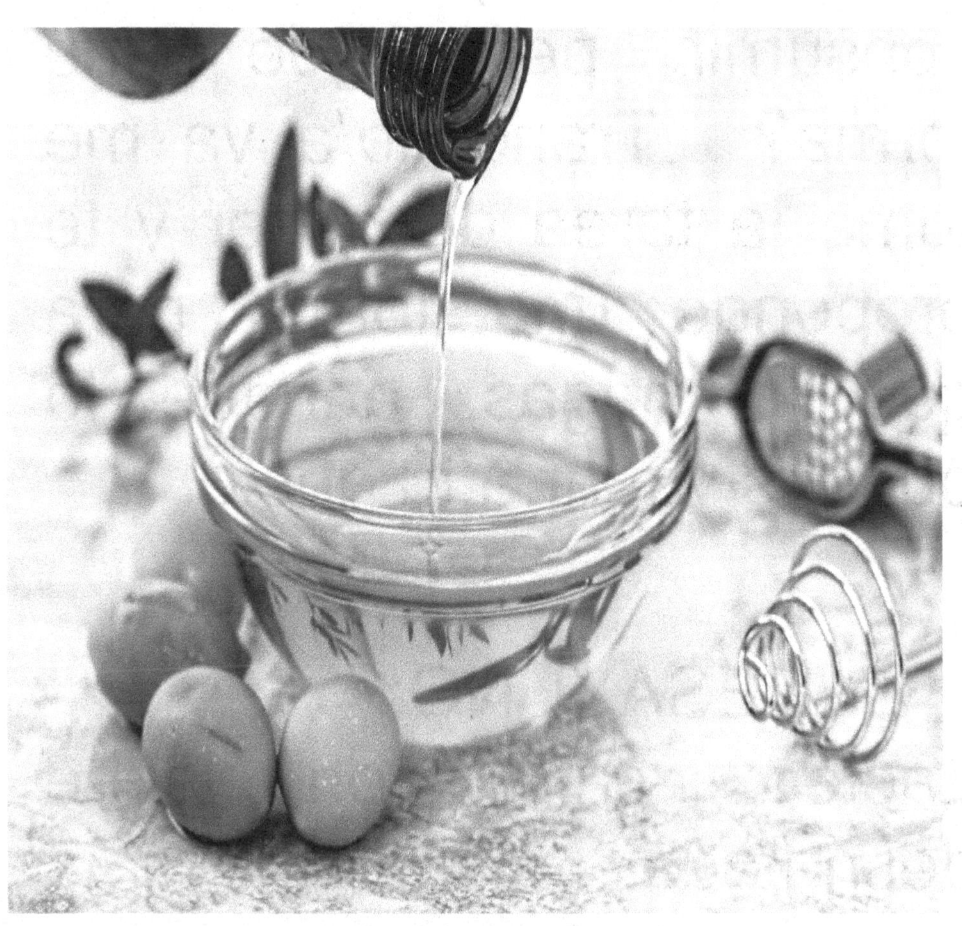

A este punto ya sabes los alimentos que debes consumir pero ¿de que forma? Tranquilo/a ya me tome la tarea de hacer y te propongo una forma para que lo hagas, aunque lo puedes variar a tu gusto.

✓ DESAYUNO:
Lacteo: cafe con leche desnatada

Cereal: dos tostadas con pavo

✓ MEDIA MAÑANA:
Fruta: una manzana

✓ ALMUERZO
Verduras: crema de calabacin y patatas al horno
Proteina: pollo a la plancha
Lacteo: yogur desnatado

✓ **MERIENDA**
Fruta: un platano

✓ **CENA**
Verduras: ensalada verde
Cereal: una pequeña porcion de arroz
Proteina: salmon
Lacteo: yogur desnatado

Lo mas importante para bajar de peso es elegir los alimentos adecuados pero tambien saberlos cocinarlos de forma adecuada, las cocciones que mas recomiendo son las que se realizan con poca grasa y si cocinas para mas de una persona te recomiendo medir bien la cantidad para no tener que recocerlo ya que la receta perderia sus propiedades nutritivas frente a tu dieta empieza a comer mas a la plancha o al vapor, puedes hacer un guiso o un sofrito sin pasarte de aceite, el truco esta en cocinar a fuego lento, ir moviendo y añadir caldo cuando veas que se esta pegando o secando.

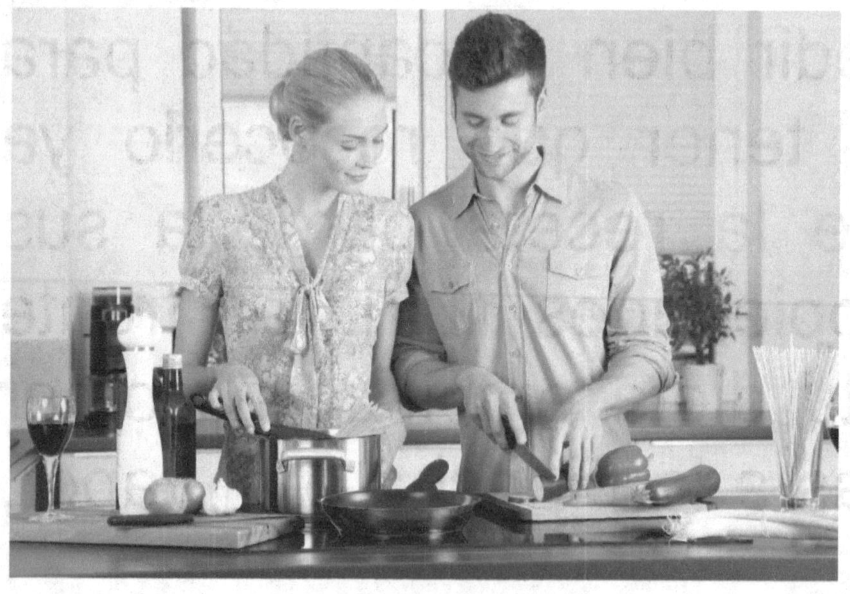

Si tienes un compromisos, ¡no te preocupes! Cuando vallas a un restaurante, elige una ensalada y algo a la plancha . trata de no tomas más de una copa de vino y consume mucha agua. Y si te invitan a una cena solo relajate y consume raciones moderadas

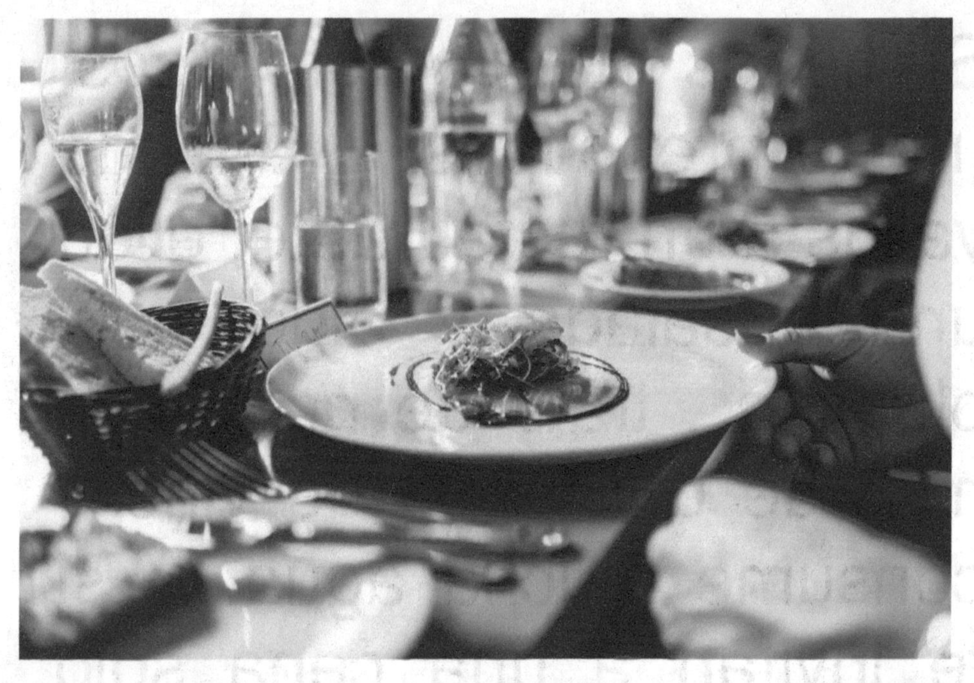

Lo primero es la dieta saludable pero tambien es necesario ayudar con un poco de ejercicio para mejorar los resultados ya que el gasto energetico pone a trabajar a las celular para consumir las grazas y azucares que tienes en tu cuerpo y la utiliza como fuente de energia, esto es un hábito saludable recomendable para todos, ya que te mantiene en forma, mejora tu masa muscular, el sistema cardiorrespiratorio y a nivel psicológico te ayuda a liberar tensiones y mejora tu percepción de la imagen. Por ende tu autoestima, tu energia, y tu forma de pensar se vera mas beneficiada.

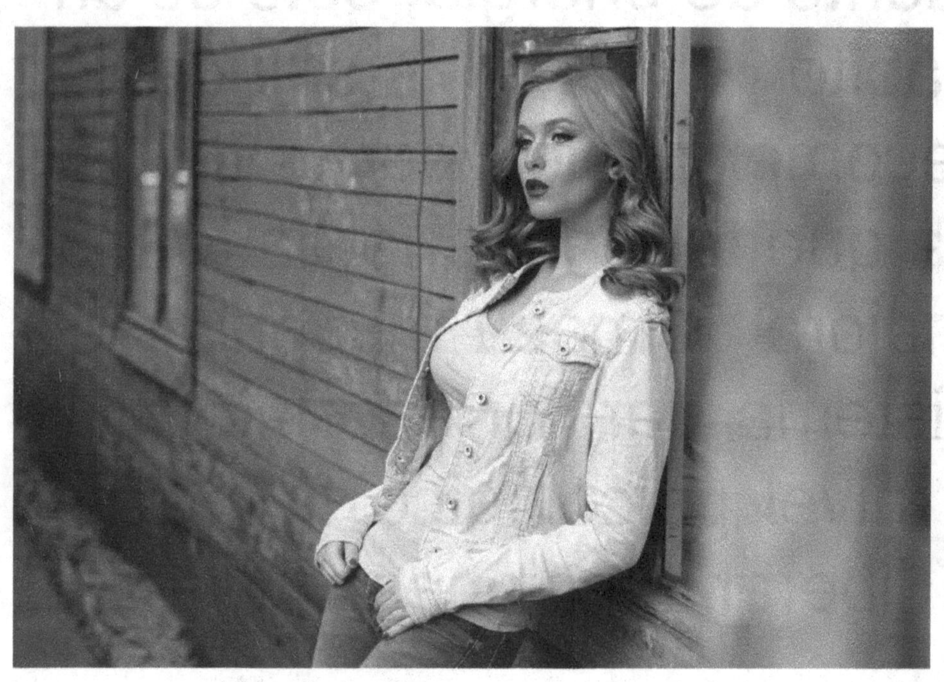

Por tal motivo es importante encontrar una rutina de ejercicio que te guste ya que si haces una con la cual no te sientas comodo/a terminaras dejandola o postergando o simplemente inventando excusas para no hacerlo ya que los beneficios de la actividad fisica se multiplica si disfrutas de hacerla. Desde rutinas de

ejercicio, bailar, correr, saltar,
caminar, nadar, hacer yoga,
entre otros...

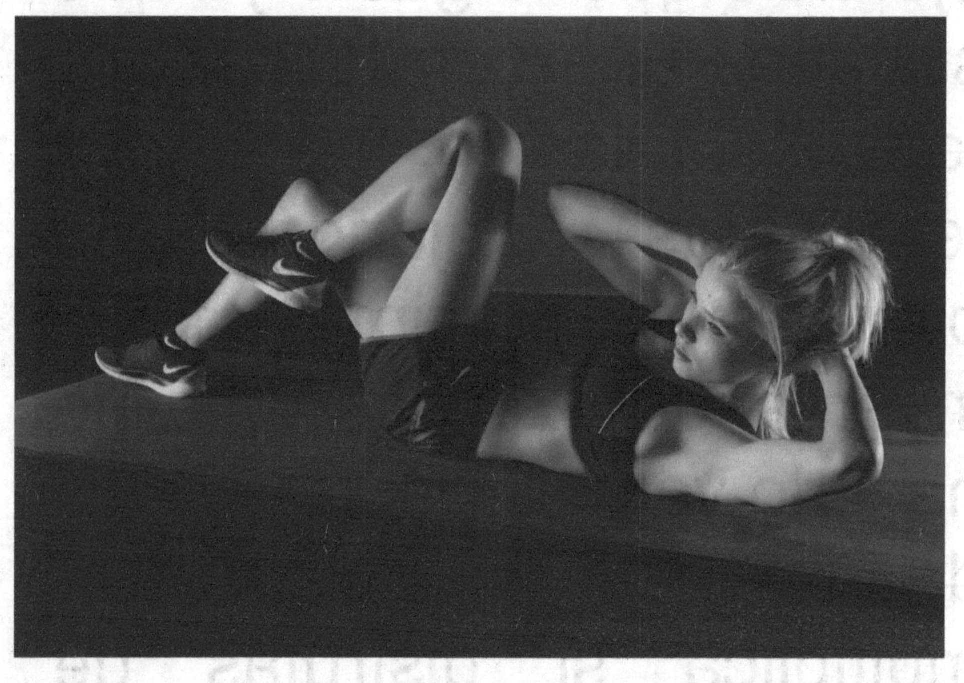

Ahora ves que no es dificil ya que si tenemos una conviccion fuerte y hacemos estos procedimientos paso a paso podremos lograr nuestro objetivo.

Si has llegado hasta este punto dejame felicitarte ya que tienes el deseo ardiente de bajar de peso y estas comprometido/a con hacerlo. Por eso te pido que no dejes esta informacion tan valiosa archivada y guardada, ya que con solo pagar por el libro no mejorara tu fisico, ni tu salud, ni tu peso. Debes poner en practica lo que acabas de leer para obtener los resultados que deseas.

Dr. Dario Arias Loaiza